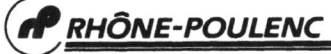

M. Dietrich

Die Pneumocystis carinii Pneumonie – ein Überblick

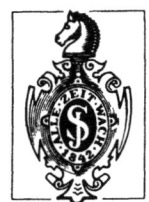

Springer-Verlag
Berlin Heidelberg New York
London Paris Tokyo

Prof. Dr. med. Manfred Dietrich
Bernhard-Nocht-Institut für
Tropenmedizin Hamburg
Klinische Abteilung
Bernhard-Nocht-Straße 74
2000 Hamburg 36

Titelbild: Tupfpräparat der Lunge: in der Pc-Zyste sind 8 Kerne
zu erkennen. Vergrößerung 63fach. Giemsa-Färbung
Aufnahme: Prof. P. Racz, Hamburg
Bernhard-Nocht-Institut für Tropenmedizin, Abt. Pathologie

ISBN-13:978-3-540-51233-2   e-ISBN-13:978-3-642-93429-2
DOI: 10.1007/978-3-642-93429-2

Dieses Werk ist urheberrechtlich geschützt. Die dadurch begründeten Rechte, insbesondere die der Übersetzung, des Nachdrucks, des Vortrags, der Entnahme von Abbildungen und Tabellen, der Funksendung, der Mikroverfilmung oder der Vervielfältigung auf anderen Wegen und der Speicherung in Datenverarbeitungsanlagen, bleiben, auch bei nur auszugsweiser Verwertung, vorbehalten. Eine Vervielfältigung dieses Werkes oder von Teilen dieses Werkes ist auch im Einzelfall nur in den Grenzen der gesetzlichen Bestimmungen des Urheberrechtsgesetzes der Bundesrepublik Deutschland vom 9. September 1965 in der Fassung vom 24. Juni 1985 zulässig. Sie ist grundsätzlich vergütungspflichtig. Zuwiderhandlungen unterliegen den Strafbestimmungen des Urheberrechtsgesetzes.

© Springer-Verlag Berlin Heidelberg 1989

Die Wiedergabe von Gebrauchsnamen, Handelsnamen, Warenbezeichnungen usw. in diesem Werk berechtigt auch ohne besondere Kennzeichnung nicht zu der Annahme, daß solche Namen im Sinne der Warenzeichen- und Markenschutz-Gesetzgebung als frei zu betrachten wären und daher von jedermann benutzt werden dürften.

Produkthaftung: Für Angaben über Dosierungsanweisungen und Applikationsformen kann vom Verlag keine Gewähr übernommen werden. Derartige Angaben müssen vom jeweiligen Anwender im Einzelfall anhand anderer Literaturstellen auf ihre Richtigkeit überprüft werden.

2119/3140/543210 – gedruckt auf säurefreiem Papier

Einleitung

Die Pneumocystis carinii Pneumonie (Pneumozystis Pneumonitis, Pneumozystose) des Menschen war in der Vergangenheit eine sehr seltene Erkrankung, die viele Ärzte niemals in ihrem Leben gesehen haben. Kinderärzte, Ärzte, die sich mit angeborener Immuninsuffizienz beschäftigt haben, und Hämatologen/Onkologen haben früher nur in Einzelfällen diese seltene Erkrankung zu sehen bekommen. Mit dem Auftreten der erworbenen Immunschwäche durch das humane Immundefizienzvirus und der dadurch bedingten Folgekrankheit Pneumocystis carinii Pneumonie, die in den vergangenen Jahren in zigtausend Fällen aufgetreten ist, muß jeder niedergelassene Arzt und jeder Klinikarzt heute damit rechnen, mit einer PcP konfrontiert zu werden.

Während die HIV-Infektion bisher nicht geheilt werden kann, und die Immuninsuffizienz im Verlauf der HIV-Infektion trotz aller Versuche antiviraler und immunstimulierender Medikamente fortschreitet, ist dagegen der Erfolg der Therapie der PcP in den vergangenen Jahren durch Frühdiagnose und Anwendung geeigneter Medikamente und geeigneter Dosierungen deutlich gestiegen. Durch zielgerichtete Behandlung kann eine wesentliche und lebenswerte Lebensverlängerung bei Patienten mit HIV-Infektion erreicht werden. Die Kenntnisse über das Wesen der Pneumocystis carinii Pneumonie, der gezielten Diagnostik und der differenzierten Therapie und deren raschem Einsatz sollten jedem praktisch tätigen Arzt präsent sein.

Die Anwendung der bisher verfügbaren Behandlungsmöglichkeiten sind freilich begrenzt durch Allergie, Toxizität, insbesondere durch additive Toxizität bei der notwendigen Verabreichung anderer Antibiotika oder antiparasitärer oder antiviraler Medikamente. Ein neuer Weg in Therapie und Prophylaxe könnte die Anwendung von Pentamidine-Isethionat-Inhalation sein, da eine vergleichsweise geringe Menge des Medikamentes bei der Inhalation systemisch wirkt und damit die Toxizität erheblich herabgesetzt ist.

Pneumocystis carinii Pneumonie (PcP)

Synonyme

Interstitielle plasmazelluläre Pneumonie, Pneumozystose, Pneumocystis carinii Pneumonitis.

Erreger

Pneumocystis carinii wurde zunächst als Trypanosoma angesehen, später als eine eigene Protozoonspezies. Vor kurzem haben Analysen der DNS-Sequenz und der Nukleotidzusammensetzung der ribosomalen RNS Anhaltspunkte für eine nähere Verwandtschaft mit Pilzen als mit Protozoen ergeben. Der Erreger läßt sich jedoch auch auf Pilznährböden nicht anzüchten. Wirksam sind Anti-Protozoen-Medikamente, nicht jedoch Fungistatika. Der komplette Zyklus des Protozoon läßt sich ebenfalls nicht darstellen. Zur Zeit muß daher das bisherige Protozoon Pneumocystis carinii taxonomisch als unklassifiziert gelten. Mikroskopisch sind Zysten mit intrazystischen Körperchen, der Trophozoit und die Präzyste erkennbar und voneinander abzutrennen. Elektronenmikroskopisch zeigt sich, daß sie mit Pseudopodien-artigen Fortsätzen an Pneumozyten der Alveolarwand haften. Sie sind auf epithelialen Lungenzellen von Hühnerembryonen züchtbar.

Reservoir

Pneumocystis-Erreger sind in zahlreichen Säugetieren nachzuweisen. Es gibt offensichtlich jedoch artspezifische Antigene, die darauf hindeuten, daß es sich jeweils um Spezies-spezifische Parasiten handelt. Die Unterschiede zwischen den in den Tieren gefundenen Pneumozystis-Erregern und dem Erreger der Pneumzystose des Menschen weisen darauf hin, daß eine Übertragung vom Tier auf den Menschen unwahrscheinlich ist, und es sich damit nicht um eine Anthropozoonose handelt. Autoptisch ließen sich Pneumocystis carinii auch bei Menschen ohne Lungenkrankheit in den Lungen finden.

Transmission

Die Übertragung erfolgt aller Wahrscheinlichkeit nach durch die Luft. Andere Übertragungswege erscheinen unwahrscheinlich. Eine direkte Übertragung von Mensch zu Mensch ist anzunehmen. Dafür spricht auch, daß zwar Pneumocystis carinii Pneumonie bei Patienten unter ausgeprägter Immunsuppression gefunden wird, jedoch in allen Studien von Patienten mit akuter Leukämie oder Knochenmarktransplantation, die in strikter umgekehrter Isolation (Isolierbettsysteme) behandelt wurden, Pc-Pneumonien nicht aufgetreten sind.

Pathogenität

Bei normalem Immunsystem ist Pneumocystis carinii offensichtlich nur ein nicht pathogener Kommensale. Auch bei vorbestehenden Lungenerkrankungen ist eine Pneumonie bzw. Alveolitis in der Regel nicht festzustellen. Nur unter aggressiver Chemotherapie mit einer erheblichen Schädigung des Immunsystems können Pc-Pneumonien beobachtet werden. Sie werden auch gesehen bei Patienten mit angeborener schwerer kombinierter Immuninsuffizienz (SCID) und anderen Zuständen der schweren Immunsuppression (Knochenmarktransplantation). Im Gegensatz zur Zytomegalievirusinfektion, die wohl häufig auch als reaktivierte Erkrankung oder durch Transfusionen bedingte Erkrankung auftreten kann, ist die PcP allerdings seltener. Bei Immundefekten durch HIV-Infektion ist die PcP dagegen die häufigste schwere infektiöse Komplikation. Sie ist einer der Marker für die Beschreibung des Vollbildes AIDS. Sie ist eine der wesentlichen Todesursachen bei fortgeschrittener HIV-Infektion.

Klinisches Bild

Die Erkrankung beginnt beim Erwachsenen mit trockenem Husten, der auch über längere Zeit bestehen kann. In diesem Stadium kann auch eine geringgradige Atemnot bei Belastung auftreten. Der trockene Husten kann jedoch sich plötzlich verstärken und innerhalb von wenigen Tagen zu weiteren Symptomen führen: Kurzatmigkeit, stärkere Luftnot bei Belastung, Ruhedyspnoe. Die Symptome können innerhalb von wenigen Tagen dramatisch zunehmen.

Äußerlicher Befund

Die Patienten sind kurzatmig, haben eine stark erhöhte Atemfrequenz, sie zeigen einen nicht produktiven Husten, die Gesichtsfarbe ist livide, teilweise sogar blau im Sinne einer ausgeprägten Zyanose.

Auskultation

Das Atemgeräusch ist leise, gelegentlich hört man ein Knistern, gelegentlich einige diskrete trockene Nebengeräusche sowie diskrete feinblasige Rasselgeräusche. In der überwiegenden Zahl der Fälle ist jedoch kein eindeutiger auskultatorischer Befund zu erheben.

Röntgen

Die Röntgenaufnahme des Thorax p. a. und seitlich zeigt zu Beginn der akuten Infektion eine diskrete interstitielle Zeichnung, die vor allem im Seitbild für den Erfahrenen erkennbar ist. Die Veränderungen sind symmetrisch, schmetterlingsförmig, meist über die ganze Lunge – mit Ausnahme der Lungenspitzen und der Lungenbasis – verteilt. Der diskrete Röntgenbefund steht häufig im Kontrast zur ausgeprägten klinischen Symptomatik. Er kann sich jedoch innerhalb von wenigen Tagen drastisch ändern und zu einer ausgeprägten interstitiellen Pneumonie entwickeln. Der Beginn ist meistens perihilär bei einer diffusen bilateralen alveolären und interstitiellen Infiltration.

Lungenfunktion

Ist eine Lungenfunktionsprüfung durchführbar, so ist die Diffusionskapazität deutlich erniedrigt. Oft ist in der akuten Phase jedoch eine Mitarbeit des Patienten für diese Untersuchung nicht erreichbar.

Blutgasanalyse (BGA)

Die Blutgasanalyse zeigt eine deutliche Verminderung des PO_2. Der PO_2-Wert wird als einer der Parameter für die Entscheidung zur Einleitung einer entsprechenden Therapie verwendet. Ein $PO_2 < 55-60$ mm Hg wird als Zeichen einer schweren PcP angesehen.

Weitere Befunde

Die LDH gilt als einer der wesentlichen, allerdings unspezifischen Laborparameter neben übrigen Entzündungszeichen. LDH kann auch als Verlaufsparameter angewendet werden.
 Die geschilderte Symptomatik und die Veränderung sind für die HIV-bedingte PcP beschrieben. Bei anderen Grunderkrankungen bei Erwachsenen ist die Entwicklung der PcP häufig nicht so dramatisch wie bei der durch HIV-Infektion bedingten Erkrankung.

Pathologie

Die Erreger haften an den Pneumocyten und können sich bei geschwächtem Immunsystem in den Alveolen ungehindert vermehren. Durch die Vermehrung und den Stoffwechsel lösen die Parasiten eine Alveolitis aus. Die Alveolen können durch ungehinderte Vermehrung vollkommen von Parasitenkolonien ausgefüllt werden. In den erweiterten Alveolen sieht man dann schaumig-wabige Strukturen aus Pneumozysten (Abb. 1–3). Auch in den Lumina der Bronchien können bei massiver Infektion reichlich Parasiten angefunden werden (Abb. 4, 5). Die Pneumozysten lösen durch ihre Haftung an den Pneumozyten der Alveolarwand eine Hyperämie aus. Charakteristisch ist histologisch die Ausfüllung der Alveolen durch schaumiges eosinophiles Material, das Zysten und Trophozoiten enthält (Abb. 6–8). Die Alveolen werden so stark angefüllt, daß eine Pneumatisation nicht mehr möglich ist. Sind zahlreiche Alveolen und die dazugehörigen Bronchiolen befallen, kommt es zur Ateminsuffizienz. Makroskopisch ist die Lunge verfestigt und luftarm im Sinne einer Karnifikation (Abb. 9).

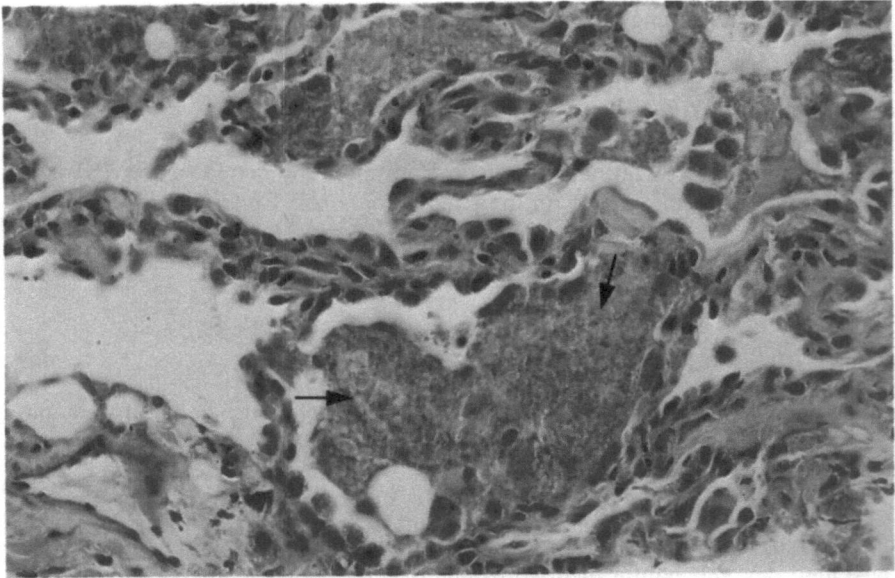

Abb. 1. Ausfüllung einiger Alveolen (Pfeil) durch schaumige Parasitenkolonien. Vergrößerung 20fach. Haematoxilin-Eosin Färbung

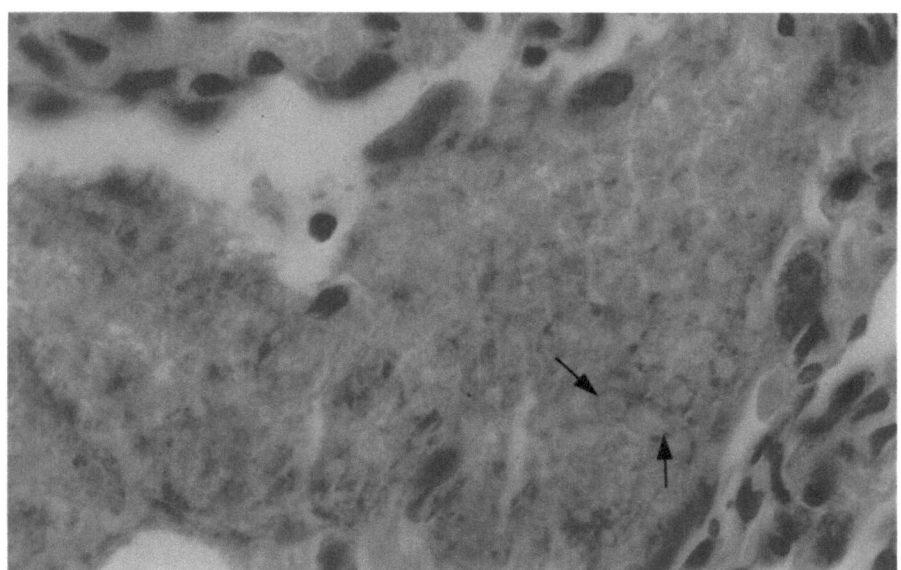

Abb. 2. Ausschnitt einer Alveole. In der Parasitenkolonie sind die Zystenwände intensiver darstellbar als die Matrix (Pfeil). Die Wände der Zysten sind mit HE anfärbbar, nicht jedoch die Trophozoiten oder die Kerne. Vergrößerung 63fach

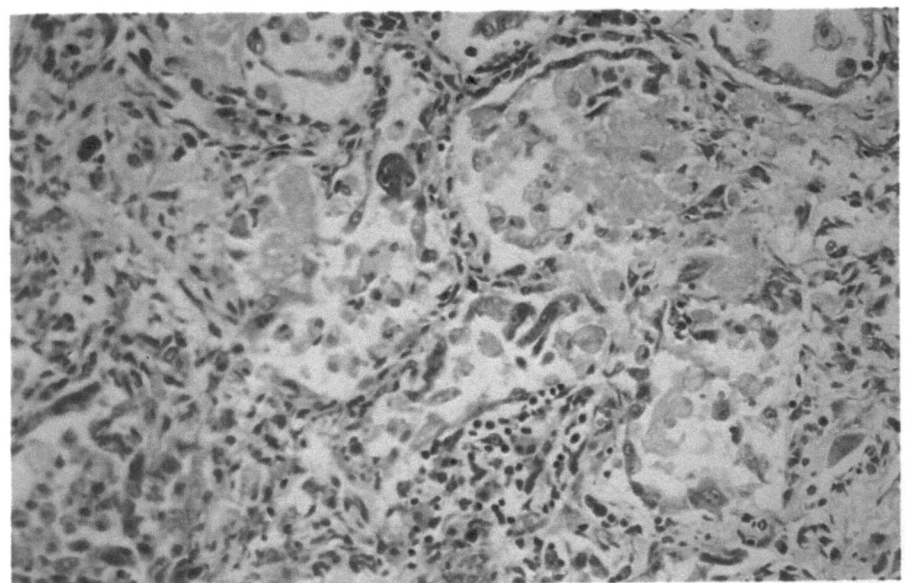

Abb. 3. Pneumocystis carinii und Cytomegalie im Lungengewebe. Vergrößerung 16fach. HE-Färbung

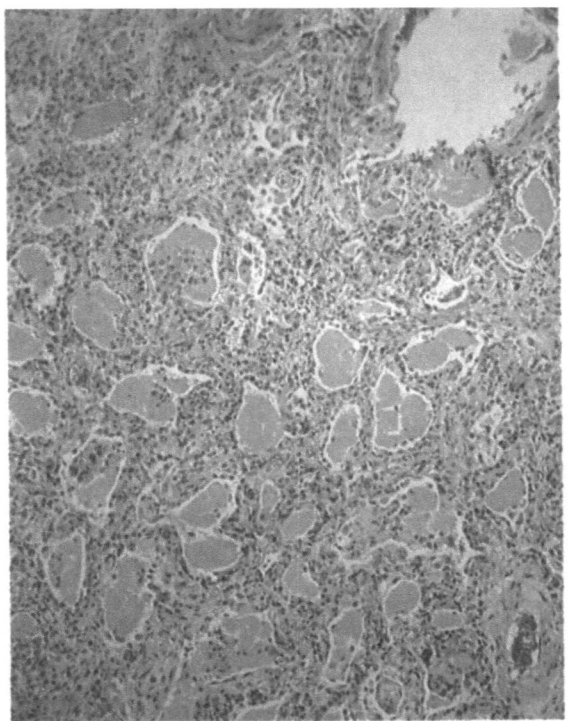

Abb. 4. Übersichtsbild einer Bronchialbiopsie bei massiver Pneumocystis carinii-Infektion. HE-Färbung

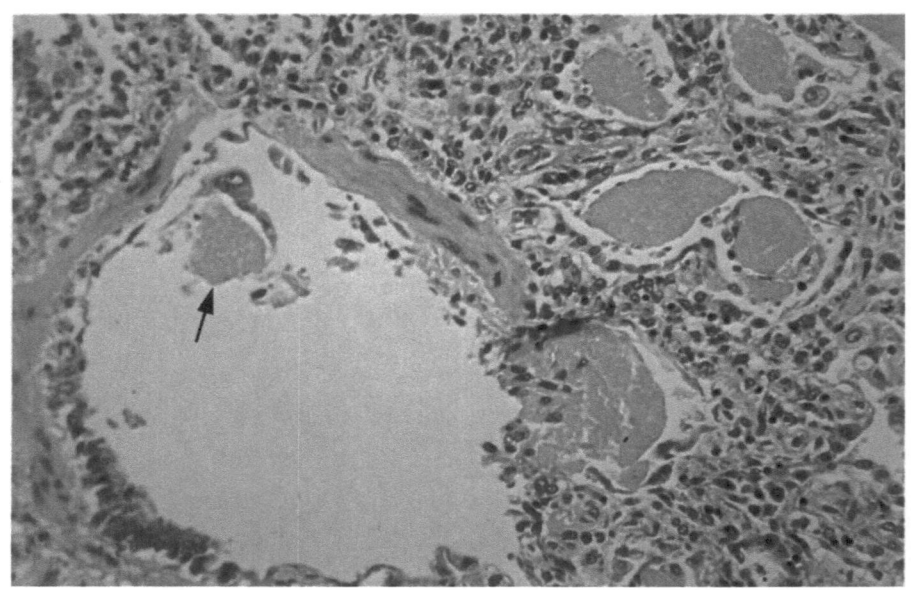

Abb. 5. Auch im Lumen des Bronchus findet sich Pneumocystis carinii (Pfeil). Vergrößerung 16fach. HE-Färbung

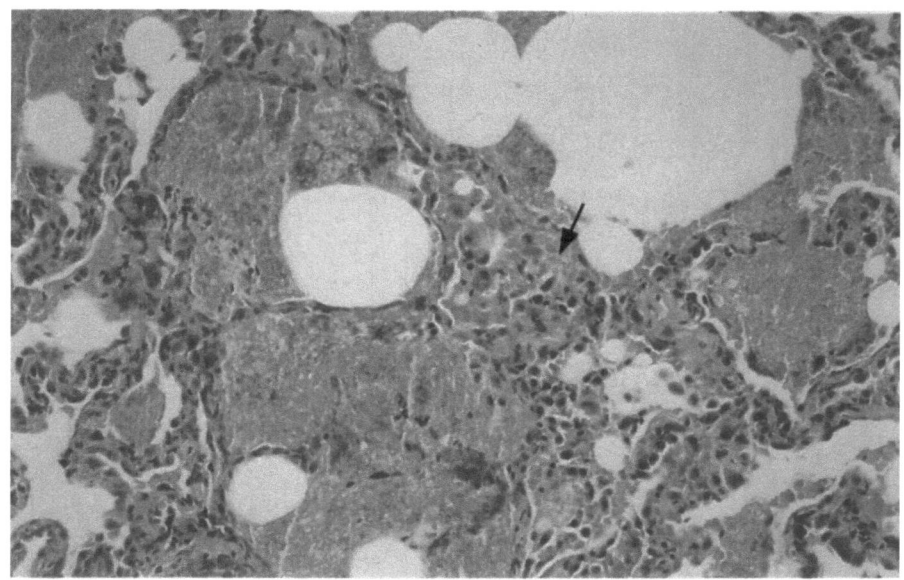

Abb. 6. Pneumocystis carinii im Alveolarraum. Hyperämie der alveolaren Septen (Pfeil). Vergrößerung 20fach. HE-Färbung

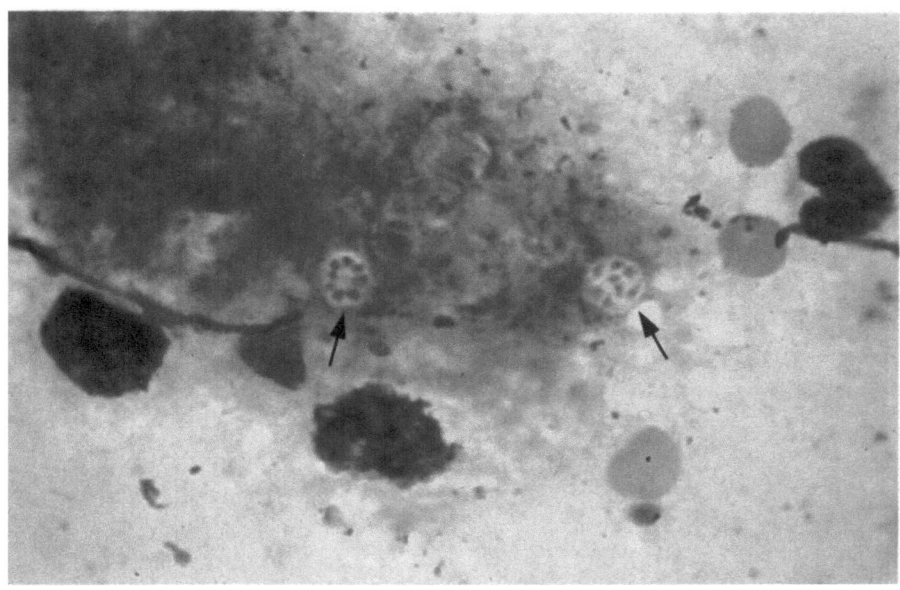

Abb. 7. Tupfpräparat der Lunge: in der Pc-Zyste sind 8 Kerne zu erkennen (Pfeil). Vergrößerung 63fach. Giemsa-Färbung

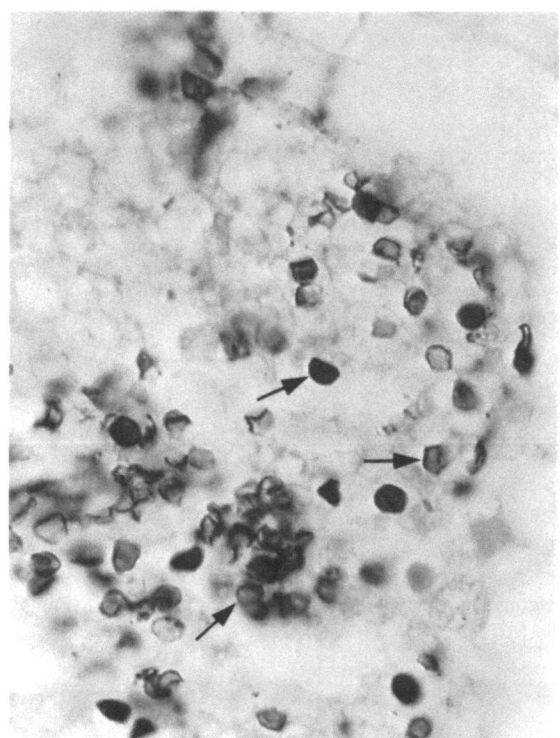

Abb. 8. Histologie: Lungenalveolen gefüllt mit Pc. Grocott-Färbung (Gomori-Methamin-Silber, GMS). Vergrößerung 63fach

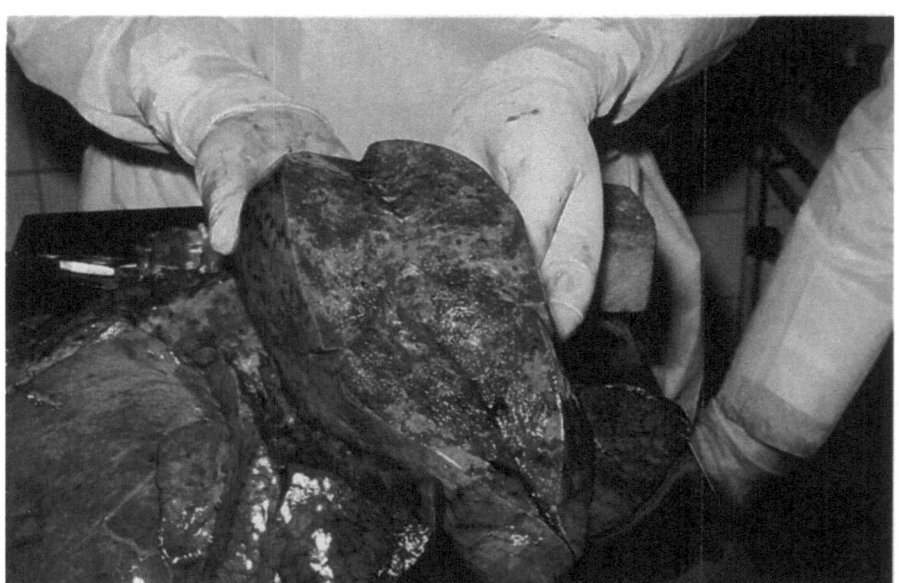

Abb. 9. Pneumocystis carinii-Pneumonie: makroskopisch ist die Lunge verfestigt und luftarm

Therapie

Ergibt sich aufgrund der Grundkrankheit (HIV-Infektion), der klinischen Symptomatik (Ruhedyspnoe, stark erhöhte Atemfrequenz, Lividität oder Blaufärbung des Gesichts) und des Röntgenbefundes der Verdacht auf eine PcP, so sollte die Therapie unmittelbar eingeleitet werden. Vorab sind neben den üblichen Laborparametern die Blutgasanalyse und die LDH zu bestimmen.
- Cotrimoxazol 120 mg/kg/Tag (3 × 40 mg/kg) i.v., Dauer: 21 Tage.
 Unerwünschte Arzneimittelwirkungen: Exanthem, Blutbildveränderungen, Transaminasenanstieg, Kreatininanstieg, gastrointestinale Störungen.
- Pentamidine-Isethionat 4 mg/kg/Tag (langsame parenterale Applikation), Dauer: 14–21 Tage.
 Unerwünschte Arzneimittelwirkungen: Hypotonie, Hypoglykämie, gastrointestinale Störungen, Neutropenie.
- Pentamidine-Isethionat-Inhalation[1], täglich 300–600 mg über 21 Tage bei PO_2 > 60 mm Hg.
 Unerwünschte Arzneimittelwirkungen: Hustenreiz, Bronchospasmus.
- Erythromycin 3,0 g/Tag (3 × 1,0 g) oral oder i.v., Dauer: 21 Tage.
 Unerwünschte Arzneimittelwirkungen: Allergie.

Supportiv wird Sauerstoff gegeben, unter Umständen ist die assistierte Beatmung indiziert. In akuten Phasen werden auch Kortikosteroide in hoher Dosierung appliziert als unterstützende Behandlung.

Diagnostik

Die Diagnostik soll trotz eingeleiteter Therapie durchgeführt werden. Außer den üblichen klinischen Parametern und einer bereits durchgeführten Röntgenaufnahme und BGA sind folgende diagnostische Eingriffe indiziert:
 Bronchoskopie mit bronchoalveolärer Lavage (BAL) zur parasitologischen und bakteriologischen Untersuchung (einschl. Mycobacterium tuberculosis) und die transbronchiale Biopsie. Die mikrobiologischen und histologischen Untersuchungen dienen auch zur Erkennung weiterer bzw. zusätzlicher Infektionen wie CMV, etc. (mikrobiologische Diagnostik, siehe ausführliche Darstellung im Buch „Die Pneumocystis carinii Pneumonie – Klinik, Diagnostik, Therapie, Prophylaxe", M. Dietrich (Hrsg.), Springer-Verlag Berlin Heidelberg New York 1989).
 Induziertes Sputum zur mikrobiologischen Diagnostik.

---

[1] Handelsname Pentacarinat

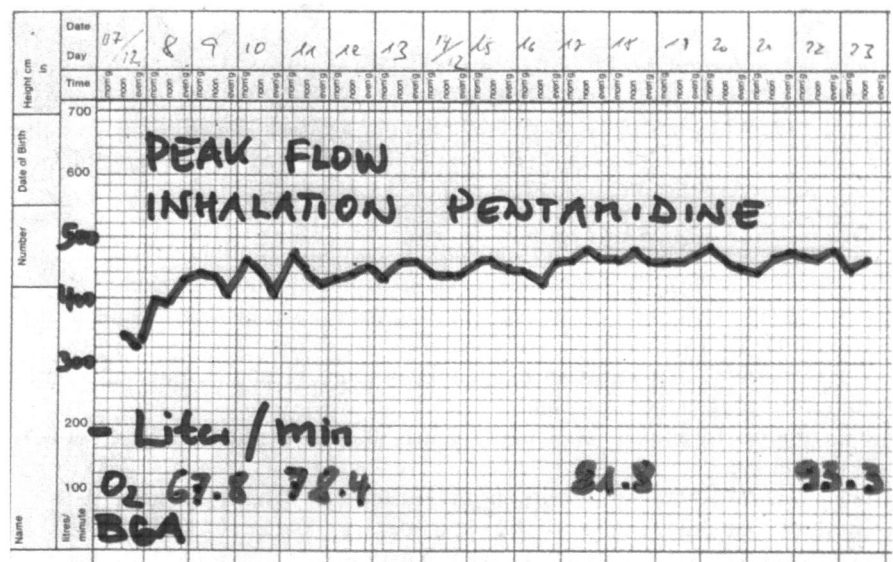

Abb. 10. Peak Flow-Messung bei einem Patienten mit PcP unter Pentamidine-Inhalationstherapie mit 300 mg/die mit Respigard-Vernebler. Parallel dazu PO_2 in der Blutgasanalyse

Erfolgsparameter der Therapie

Das Röntgenbild kann sich innerhalb der ersten Tage nach Einleitung der Therapie noch verschlechtern, ohne daß dies mit dem klinischen Befund unbedingt korreliert. Selbst unter einer Verbesserung der klinischen Symptomatik kann sich das Röntgenbild verschlechtern. Insbesondere nach einer bronchoalveolären Lavage können röntgenologisch Befundverschlechterungen bildlich gezeigt werden. Die LDH scheint ein relativ wichtiger Parameter zur weiteren Prognose zu sein. Fällt die LDH ab, so ist mit einer positiven Reaktion auf die Therapie und einer Besserung zu rechnen. Auch die Blutgasanalyse sollte sich unter der Therapie verbessern. Weiterhin kann der Peak-Flowmeter eingesetzt werden. Er zeigt innerhalb von wenigen Tagen ein deutliches Ansteigen der Atemkapazität (Abb. 10). Die Peak-Flowmeter werden dem Patienten ans Bett gegeben. Er benutzt die Peak-Flowmeter mehrfach am Tage und trägt die jeweiligen Daten ein.

Dauer der Behandlung

Die Dauer der Behandlung liegt in der Regel zwischen 2 und 4 Wochen in der hohen Dosierung der oben angegebenen Medikamente bzw. bei der Inhalation mit Pentamidine.

Eine übereinstimmende Beobachtung bei mehreren Untersuchungen gibt Anlaß dazu anzunehmen, daß ca. zwei Wochen nach Beginn einer Inhalationsbehandlung auch zusätzliche bakterielle Infektionen auftreten könnten. Diese sind auf der Grundlage des mikrobiologischen BAL-Befundes antibiotisch anzugehen. Eine abschließende Beurteilung der Pentamidine-Inhalationsbehandlung und der Anwendung von Erythromycin ist bisher nicht möglich.

Rezidive sind zu fürchten. Aus diesem Grunde wird eine Rezidivprophylaxe durchgeführt. Mehrere Medikamente werden dabei verwendet: Cotrimoxazol, Dapsone, Pyrimethamin und Sulfadoxin in Kombination, Pentamidine-Inhalation.

Typische Röntgenaufnahmen[*] *der Pneumocystis carinii Pneumonie mit Angaben zur Therapie und zum Therapieverlauf*

[*] Tropeninstitut Hamburg, Klin. Abt./Röntgen, Dr. R. Sieslack

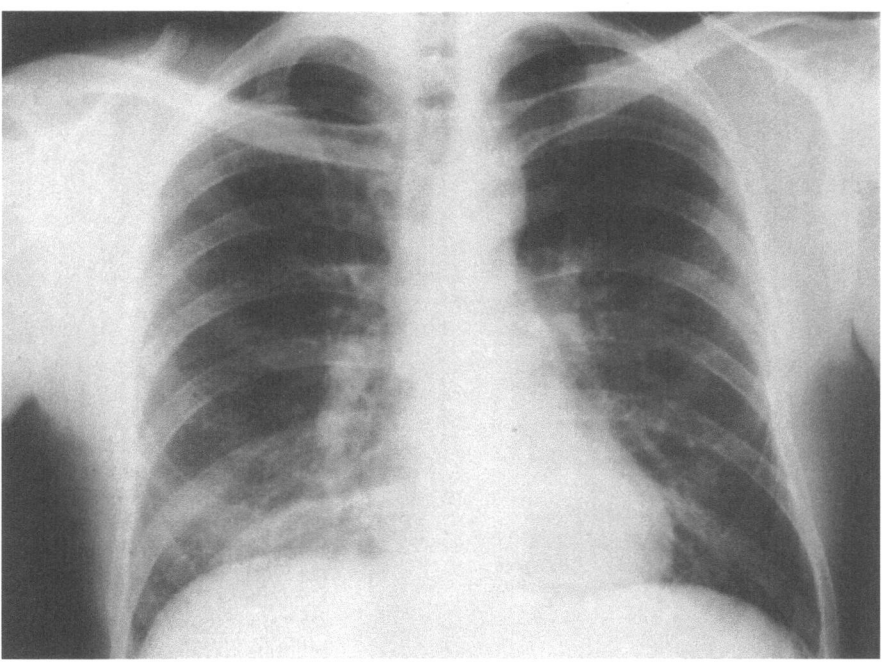

Abb. 1. Leichte PcP. 42jähriger Patient, männlich. Seit drei Wochen zunehmende Leistungsinsuffizienz, trockener Husten; in den Tagen vor der Aufnahme Fieber. PO_2 77 mm Hg, Vitalkapazität 87%.
Rö-Thorax: In beiden Lungen, Unter- sowie Mittelfeldern retikulo-granuläre Infiltrate, parakardial beidseits mit Betonung des rechten Unterfeldes
Therapie: Erfolgreiche Therapie mit Pentamidine Aerosol (300 mg pro Tag über 21 Tage)

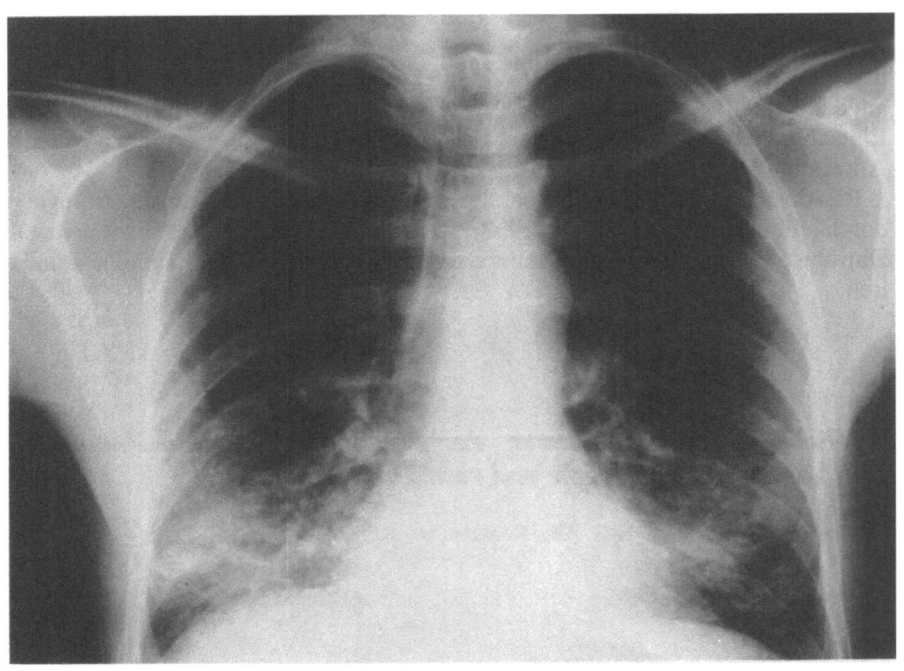

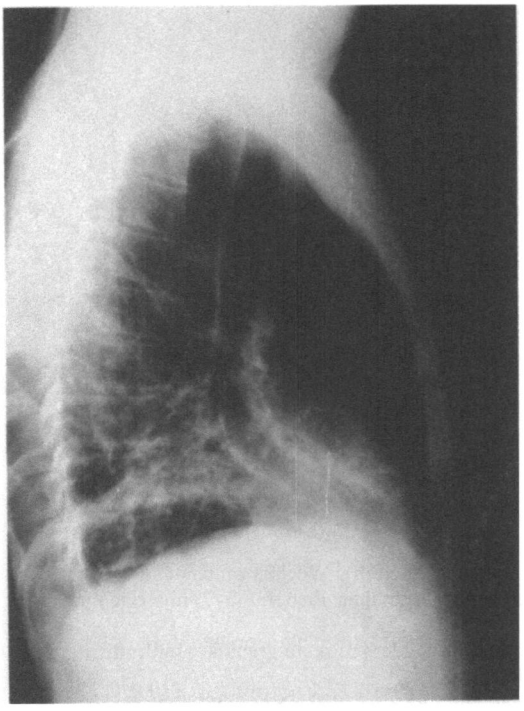

Abb. 2a u. b. Mittelschwere PcP. 47jähriger Patient, männlich. Seit sechs Wochen zunehmend trockener Reizhusten und Leistungsinsuffizienz, Fieber rezidivierend seit einer Woche. PO_2 61 mm Hg, Vitalkapazität 68%.
Rö-Thorax: Streifig-grobfleckige Infiltrate in symmetrischer Anordnung in beiden Mittel- und Unterfeldern parakardial
Therapie: Pentamidine-Inhalation, Abbruch nach 8 Tagen wegen mangelnder klinischer Verbesserung. Fortsetzung der Therapie erfolgreich mit TMP/SMX

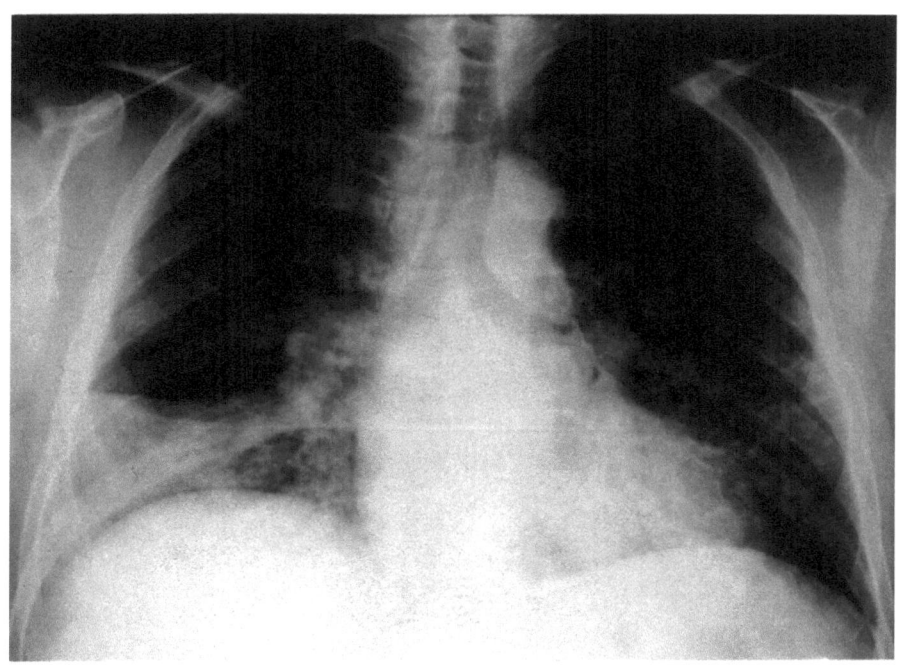

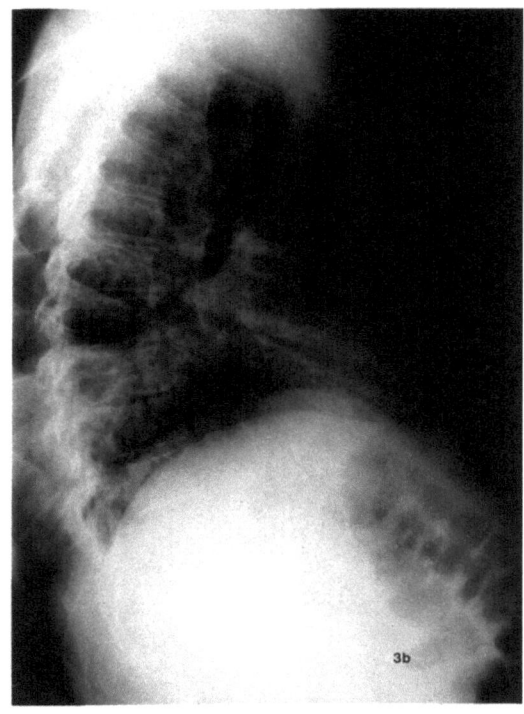

Abb. 3a. u. b. Schwere PcP. 58jähriger Patient, männlich. Seit drei Wochen zunehmend Husten, Leistungsinsuffizienz, rezidivierend Fieber. PO_2 55 mm Hg, Vitalkapazität 53%.
Rö-Thorax: Alle Lungenareale sind befallen durch grobfleckige Infiltrate, die teilweise konfluieren, vor allem im Mittellappen sowie im dorsalen rechten Unterlappen. Zusätzlich diskrete streifige Verdichtung im linken Mittelfeld lateral passend zu kleinen Plattenatelektasen
Therapie: Pentamidine-Aerosol, Abbruch nach 4 Tagen wegen weiterer klinischer Verschlechterung. Fortsetzung der Therapie erfolgreich mit TMP/SMX und Prednison

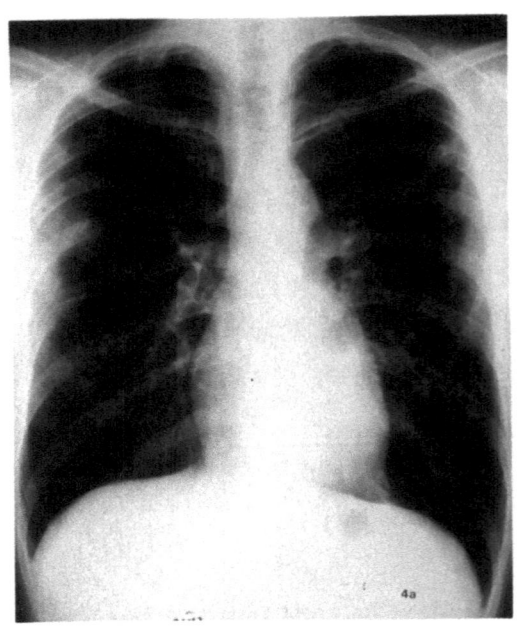

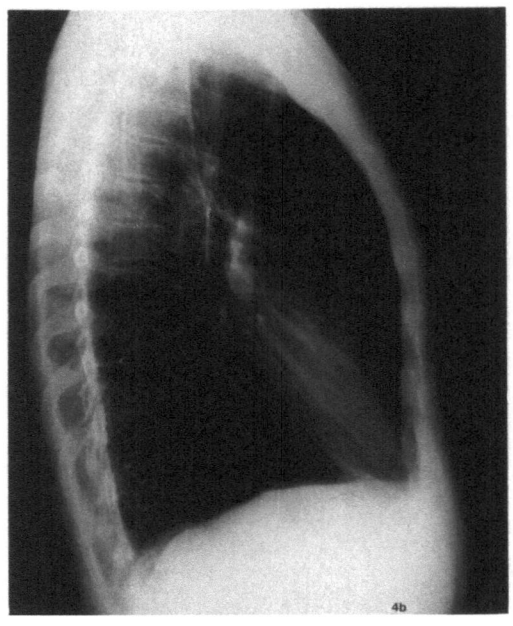

Abb. 4a u. b. Leichte PcP. 45jähriger Patient, männlich. Seit einer Woche zunehmend Husten und zunehmend Atemnot, rezidivierend Fieber. PO_2 96,5 mm Hg, Vitalkapazität 74%.
Rö-Thorax: Diskretes, unscharf begrenztes und feinfleckiges Infiltrat im rechten Mittelfeld dorso-lateral gelegen
Histologie/Lavage: Pneumocystis carinii nachweisbar, keine Bakterien, keine Pilze nachweisbar
Therapie: Erfolgreiche Therapie mit Erythromycin

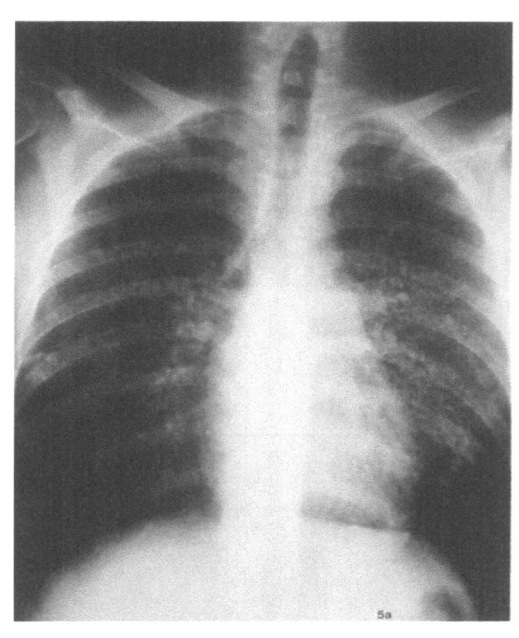

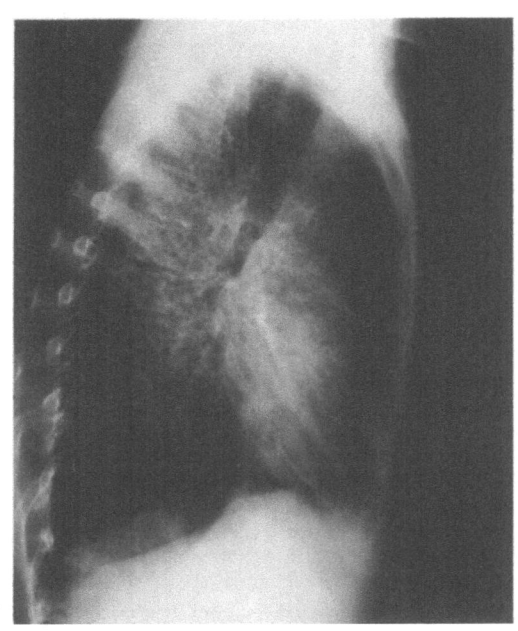

Abb. 5a u. b. Schwere PcP. 31jähriger Patient, männlich. Seit vier Wochen zunehmend Leistungsinsuffizienz, Husten, Dyspnoe bis hin zur Ruhedyspnoe, ausgeprägte Gewichtsabnahme von angeblich 30 kg in vier Wochen. PO_2 36 mm Hg (unter 10 l O_2 pro Minute).
Rö-Thorax: Über allen Lungenpartien retikulo-granuläre Infiltrate mit Betonung der perihilären Areale
Therapie: TMP/SMX, Prednison, wegen Therapieversagen Wechsel auf Lomidine i.v., weitere Progression und Exitus nach 3wöchigem klinischen Verlauf

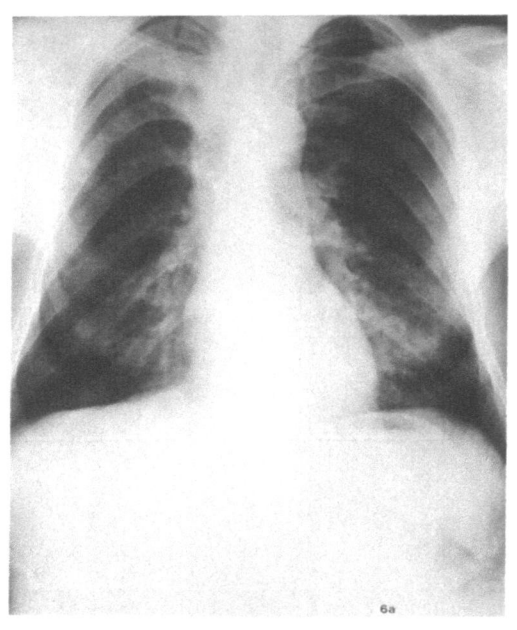

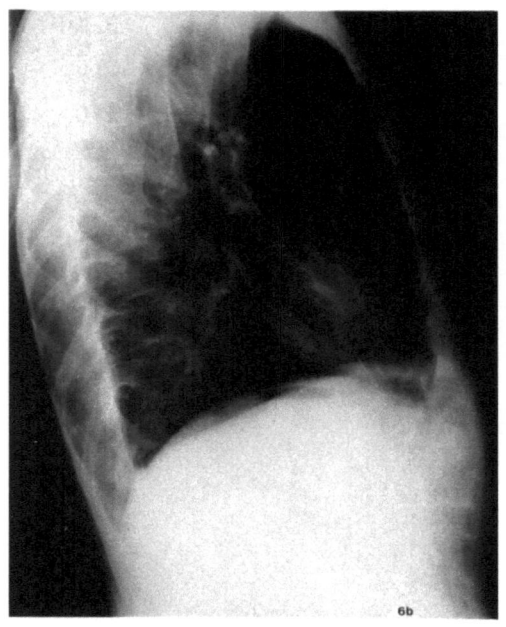

Abb. 6a u. b. Mittelschwere PcP. 50jähriger Patient, männlich. Seit einer Woche zunehmend Atemnot, Husten und rezidivierend Fieber. PO_2 81 mm Hg, Vitalkapazität 66%.
Rö-Thorax: Mäßiggradige retikulogranuläre Infiltrate parakardial, links stärker als rechts und vor allem dorsal gelegen
Histologie/Lavage: Pneumocystis carinii nachweisbar, Klebsiellen nachweisbar
Therapie: Erfolgreiche Therapie mit Pentamidine Aerosol (300 mg pro Tag über 21 Tage) und Tetracyclin

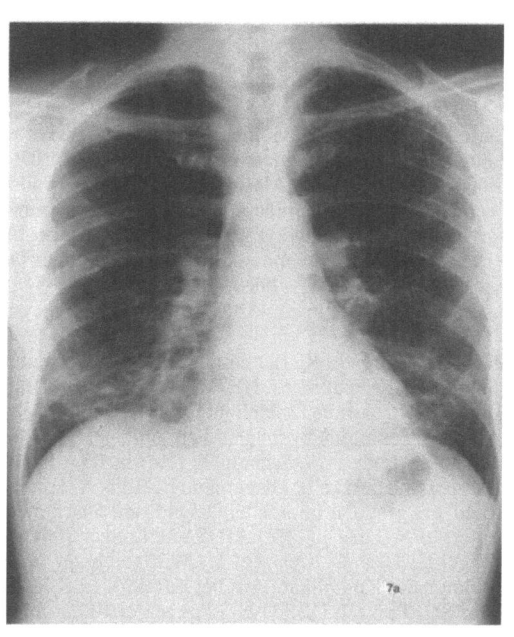

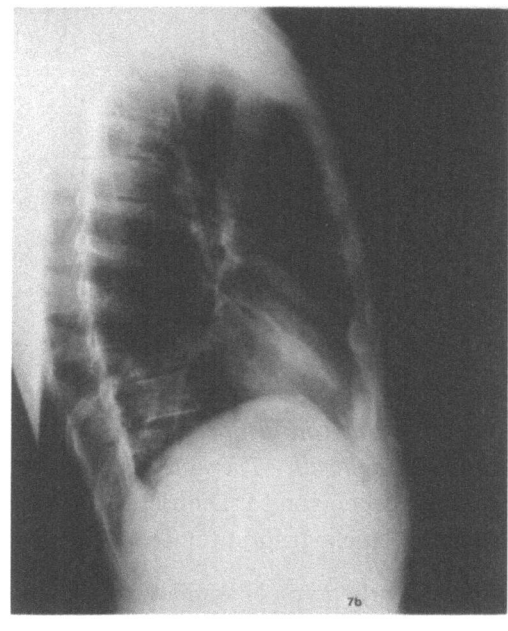

Abb. 7a u. b. Mittelschwere PcP. 51 jähriger Patient, männlich. Seit 2 Wochen zunehmend Leistungsinsuffizienz, Dyspnoe, Husten, in den Tagen vor Aufnahme Fieber.
Rö-Thorax: Diffuse streifig-kleinfleckige Verschattungen in beiden Unterfeldern dorsal sowie ventral
Therapie: Erfolgreiche Therapie mit Pentamidine Aerosol (300 mg pro Tag über 21 Tage)

Literaturauswahl

Carini A, Maciel J (1916) Über Pneumocystis carinii. Centralbl f Bakt etc. I. Abt. Originale, Bd. 77, Heft 1: 46–50

Conte JE, Hollander H, Golden JA (1987) Inhaled or reduced-dose intravenous pentamidine for Pneumocystis carinii pneumonia. Ann Int Med 107: 495–498

Edman JC, Kovacs JA, Masur H, Santi DV, Elwood HJ, Sogin ML (1988) Ribosomal RNA sequence shows Pneumocystis carinii to be a member of the fungi. Nature 334: 519–522

Dörlemann A, Reisinger E, Schwander S, Meyer A, Dietrich M (1989) Erythromycin zur Behandlung der Pneumocystis carinii-Pneumonie. Abstract Nr. 99, 2. Deutscher AIDS-Kongreß, Berlin 23.–24.1.1989

Fasske E (1987) Die Pneumozystose – eine Pneumocystis-carinii-Pneumonitis. Dtsch med Wschr 112: 1547–1549

Glatt AE, Chirgwin K, Landesman SH (1988) Treatment of infections associated with human immunodeficiency virus. NEJM 318 (22): 1439–1448

Golden JA, Chernoft D, Hollander H, Feigal D, Conte JE (1989) Prevention of Pneumocystis Carinii Pneumonia by inhaled Pentamidine. The Lancet, March 25, 654–657

Höffken G, Lode H, Dissmann T, Ludwig WD, Hunsdiek KF, Krämer A, Hampl H, Zorr B, Mielke M, Bratzke B, Dienemann B, Rolfs A, Janitschke K (1988) Pulmonale Komplikationen beim erworbenen Immundefektsyndrom. Dtsch med Wschr 113: 755–762

Konietzko N (Hrsg.) (1988) AIDS und Lunge. Steinkopff Verlag, Darmstadt

Kroegel C, Hess G, Costabel U, Würtemberger G, Rühle K-H, Matthys H (1988) Therapie pulmonaler Komplikationen bei AIDS. Med Klin 83: 523–525

Peters SG, Prakash UBS (1987) Pneumocystis carinii pneumonia. Am J Med 82: 73–77

Rühle K-H, Costabel U, Zaiss A, Matthys H (1988) AIDS und Lunge. Med Klin 83: 526–527

Wakefield A, Hopkin JM, Burns J, Hipkiss JB, Stewart TJ, Moxon ER (1988) Cloning of DNA from Pneumocystis carinii. J Infect Dis 158 (4): 859–862

Ziefer A, Jacobs T, Seitz HM (1986) Pneumocystis-carinii-Pneumonie – ein Überblick. Immun Infekt 14: 170–177

Aufnahmen: Bernhard-Nocht-Institut für Tropenmedizin (P. Rácz*, M. Dietrich)
* Abteilung Pathologie: Prof. Paul Rácz

Die vorliegende Zusammenstellung ist ein Auszug aus dem Buch
„*Pneumocystis carinii Pneumonie –*
Klinik · Diagnostik · Therapie · Prophylaxe".
Herausgegeben von M. Dietrich
Bernhard-Nocht-Institut für Tropenmedizin Hamburg.

Unter Mitarbeit von N. Konietzko, H. Lode und F. Wingen

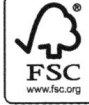

If you have any concerns about our products,
you can contact us on
ProductSafety@springernature.com

In case Publisher is established outside the EU,
the EU authorized representative is:
**Springer Nature Customer Service Center GmbH
Europaplatz 3, 69115 Heidelberg, Germany**

Printed by Libri Plureos GmbH
in Hamburg, Germany